HYGIÈNE MILITAIRE

DE

L'INSOLATION

CONSEILS PRATIQUES

POUR LA PRÉVENIR SUR LES TROUPES
EN MARCHE

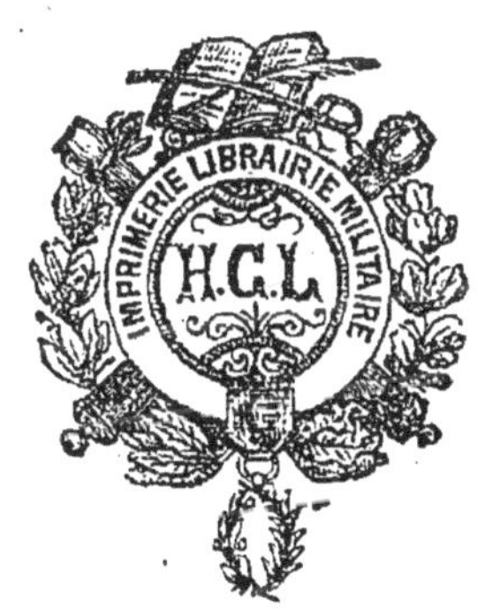

PARIS ET LIMOGES

IMPRIMERIE, LIBRAIRIE ET PAPETERIE

Henri CHARLES-LAVAUZELLE

Éditeur militaire.

—

1885

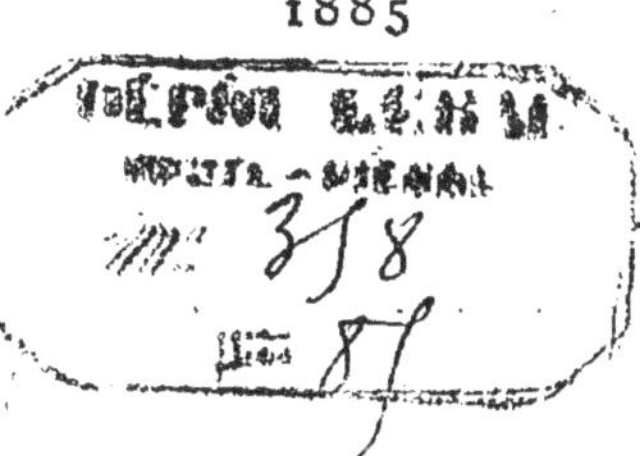

DE L'INSOLATION

BIBLIOTHÈQUE DE LA FRANCE MILITAIRE

HYGIÈNE MILITAIRE

DE

L'INSOLATION

CONSEILS PRATIQUES

POUR LA PRÉVENIR SUR LES TROUPES EN MARCHE

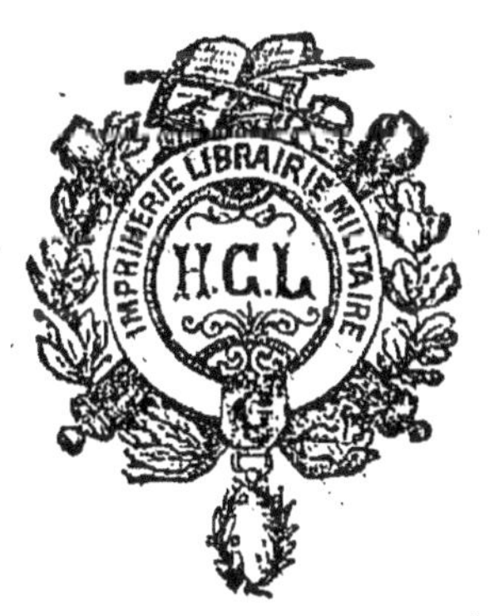

PARIS ET LIMOGES

IMPRIMERIE, LIBRAIRIE ET PAPETERIE

Henri CHARLES-LAVAUZELLE

Éditeur militaire.

1885

DE L'INSOLATION

———✳———

Chaque année, régulièrement, pendant l'été, surtout au moment des grandes manœuvres, les journaux français et étrangers enregistrent des accidents graves, dès cas de mort survenus par l'effet de la chaleur. — L'ensemble de ces troubles. plus ou moins sérieux de l'organisme provoqués par cet agent physique, porte le nom d'insolation. Le mot d'insolation, tout le monde le connaît, tout le monde le prononce, mais sans se rendre bien compte de la chose. Ceci, en effet, est affaire de médecin. Toutefois, sans chercher à faire pénétrer le vulgaire dans les méandres ténébreux de la science médicale, il ne serait pas oiseux de donner une idée, superficielle si l'on veut, de l'insolation, de ses effets désastreux sur les troupes en marche, des moyens de les prévenir.

La chaleur agit sur l'organisme soit en arrêtant les mouvements du cœur, d'où la syncope ; soit en frappant les centres nerveux, d'où les phénomènes de congestion cérébrale ; soit en troublant les échanges gazeux entre l'air extérieur et le sang, d'où des phénomènes d'asphyxie.

Ces diverses expressions de souffrance physique :

1.

syncope, congestion célébrale, asphyxie, se mélangent, se fondent les unes dans les autres et fournissent ainsi une agglomération de symptômes divers que seul le médecin-peut apprécier. — Aussi, nous n'insisterons pas.

Mais le coup de chaleur, provoquant ces divers phénomènes, entraîne-t-il nécessairement la mort?... Il y a des degrés et des formes diverses.

Dans une colonne en marche, le plus souvent, quand la chaleur est suffocante, beaucoup d'hommes restent en arrière ou tombent, ou se couchent sur les bords de la route, en état de syncope ou d'asphyxie, et, dès les premiers soins, les phénomènes, d'abord redoutables, disparaissent vite. Enlèvement du sac, du fusil, des courroies, de la cravate, relâchement de la ceinture du pantalon, aspersion avec eau fraîche, quelques gouttes d'eau-de-vie, en voiture, et tout est dit.

Malheureusement, parfois, les accidents deviennent immédiatement mortels, sans que les moyens les plus énergiques et les plus rapides arrivent à conjurer la terminaison fatale. Ces faits désastreux, quoique rares relativement aux cas légers, n'en constituent pas moins une cause de préoccupation pour l'opinion publique qui en a connaissance par les journaux. Là, cependant, ne s'arrête pas l'action malfaisante de la chaleur de l'été sur les troupes en marche. Elle engendre encore la folie, le suicide, la mutinerie ; et, au point de vue militaire, ces dernières conséquences nous paraissent acquérir une importance capitale.

Ecoutons M. le médecin-inspecteur Jules PÉRIER (*Observations sur les Maladies des armées*, étude complémentaire et critique, pages L et LI, article *Suicides*) :

« En campagne, les fatigues, les revers et particulièrement certaines conditions météorologiques multiplient les suicides d'une manière affligeante... » Plus loin : « Le plus souvent, elles agissent directement sur les centres nerveux dont elles troublent instantanément les fonctions, faisant perdre à celui qu'elles atteignent la conscience de ses actes. »

« En Algérie, c'est surtout quand souffle le siroco que les suicides se multiplient dans les colonnes en marche. »

« Le 17 août 1836, alors que les vents du sud régnaient depuis deux jours, cinq hommes se firent sauter la cervelle. »

M. Legouest, président du Conseil de santé des armées, dit, page 613 de sa *Chirurgie d'armée :* « Les effets d'une température élevée provoquent quelquefois une surexcitation cérébrale qui se traduit par le délire, des hallucinations, par la *mutinerie* et le *suicide*. »

Les citations de ces auteurs nous paraissent suffisantes. Ainsi donc, accidents légers très nombreux, cas de mort rapide, folie, suicide, mutinerie, telles sont les conséquences de la chaleur sur une troupe en marche.

La chaleur seule est-elle capable de produire de pareils effets ? A cette cause capitale viennent s'en joindre d'autres qui favorisent singulièrement l'action de la plus importante d'entre elles : la chaleur. C'est précisément la connaissance de ces diverses causes adjuvantes qui entraîne à sa suite l'application naturelle des moyens préservatifs, et ce sont ces moyens qu'il serait utile de vulgariser.

Les causes adjuvantes proviennent de l'individu lui-même ou du monde extérieur.

Celles qui ont pour point de départ l'individu sont : la fatigue, l'insomnie, la dépression morale, les abus alcooliques. Il est bien certain qu'un homme se mettant en route dans ces mauvaises conditions, par un jour de chaleur, sera des premiers frappé. Donc, ménager, surtout à l'étape, autant que possible le soldat, recommander avec fermeté la sobriété, telles sont les premières indications pour éviter le coup de chaleur.

Comme cause adjuvante importante, il y a encore le port d'une cravate trop serrée ou d'une chemise à col trop étroit et boutonné quand même.

Il est incroyable combien est profondément enracinée dans l'armée cette habitude souverainement anti-hygiénique d'exercer une constriction énergique autour du cou! On a supprimé le col pour éviter les désordres continuels de la santé provoqués par ce mode volontaire d'étranglement. Eh bien ! malgré cela, aujourd'hui encore, le soldat, soit par coquetterie, soit par tout autre motif, trouve le moyen de s'étrangler avec la cravate. On dira : mais la cravate va remonter vers la nuque, si on ne serre pas ? Une légère pression suffit pour maintenir la cravate, et il est certain que, pour arriver à ce résultat, il est inutile de produire la turgescence de la face, le gonflement des jugulaires et, comme conséquence, des pertes de connaissance subites, des épistaxis fréquentes, etc. Que la jeunesse est heureuse d'être aussi élastique ! C'est d'ailleurs son lot ; car, sur 1,000 vieillards cravatés comme nos soldats, il en mourrait certainement mille d'apoplexie, et dès le premier jour de l'expérience.

Revenons à l'insolation. Eh bien ! nous disons que, puisque la cravate beaucoup trop serrée provoque à elle seule, de temps en temps, en dehors de la chaleur, des phénomènes d'asphyxie, combien, à plus forte raison, ces accidents se produiront-ils avec plus d'intensité et de gravité, quand la première cause viendra ajouter son influence pernicieuse à la seconde ?

De là, le soin de veiller à ce que les hommes n'exagèrent pas la constriction du cou par la cravate ou par le col de la chemise.

Parmi les causes adjuvantes extérieures, il faut compter la poussière soulevée par le vent ou par les pieds des hommes ou des chevaux, la chaleur plus

considérable dans les couches inférieures de l'atmosphère que dans les supérieures, la marche en
colonnes serrées. Aussi, le fantassin est-il beaucoup
plus souvent frappé d'insolation que le cavalier.

En effet, la colonne d'infanterie, enveloppée de
poussière, noyée dans les couches inférieures très
chaudes de l'atmosphère, infectée par les émanations
de tous les corps en sueur qui la composent et qui
se mettent ainsi réciproquement en équilibre de
température, s'avance, emportant avec elle et
cette poussière, et cette chaleur, et ces émanations,

N'y a-t-il pas là des raisons suffisantes de syncope,
de congestion cérébrale, d'asphyxie, et ne comprend-
on pas immédiatement le danger des colonnes
serrées pendant les grandes chaleurs ?

Pourquoi l'avant-garde et l'arrière-garde sont-
elles presque exemptes de tout cas d'insolation,
alors que le centre en présente de nombreux, si ce
n'est parce que, dans le premier cas, l'homme
marche librement, sans entraves, tandis que, dans
le second, il se trouve englobé dans une sorte
d'atmosphère artificielle éminemment délétère par
sa haute température, ses poussières pénétrantes et
ses miasmes pestilentiels ?

Le moyen préservatif dès lors vient à la pensée
tout naturellement : Pendant les grandes chaleurs,
pas de marche à rangs serrés, mais bien à rangs
séparés.

Comme le fantassin se fatigue plus vite que le

cavalier, qu'il est plus serré que lui par les courroies du sac, et que par conséquent le développement de sa poitrine ne peut s'effectuer aisément, qu'il a encore pour augmenter sa peine le sac sur le dos, il y a là une nouvelle raison, outre celles données plus haut, expliquant la fréquence plus grande de l'insolation chez le fantassin que chez le cavalier. Dès lors, pour mitiger autant que possible les effets pernicieux de la fatigue et de la constriction de la poitrine par les effets d'équipement, il faut faire des haltes fréquentes, afin de permettre précisément à l'homme de se délivrer du poids du sac et de la constriction des diverses bretelles.

Pour les haltes, on choisit de préférence les endroits ombragés.... Si on n'en trouve pas, si, sur un vaste espace, la terre est frappée directement par le soleil, il vaut encore mieux s'arrêter et s'arrêter souvent, mais, dans ce dernier cas, recommandation importante : *les hommes ne doivent pas se coucher horizontalement.*

On a vu, en effet, dans ces circonstances survenir des cas d'insolation, se développer ou s'aggraver, si les premiers symptômes n'étaient déjà développés.

L'explication est simple : Le corps de l'homme étendu sur une terre surchauffée tend immédiatement à se mettre en équilibre de température avec le sol, et acquiert de la sorte rapidement une chaleur dangereuse; de plus, il se trouve dans l'étage le plus inférieur des couches atmosphériques, c'està-dire dans la portion la plus chaude, dans cette région que nous avons considérée déjà plus haut comme spécialement malsaine.

Rien d'étonnant donc à l'apparition des symptômes d'insolation.

Résumant tout ce qui a été dit sur l'insolation, on arrive à ces conclusions pratiques :

1° Partir, suivant l'étape, de telle façon qu'on soit le moins possible surpris par la grande chaleur;

2° A l'étape, ménager le soldat et recommander la sobriété;

3° Veiller à ce que les cravates et les cols de chemise ne soient pas trop serrés;

4° Marcher par rangs séparés, et non par rangs serrés ;

5° Faire des haltes fréquentes ;

6° Pendant une halte au soleil, défendre aux hommes de se coucher horizontalement.

Paris et Limoges. — Imp. H. Charles-Lavauzelle.

Paris et Limoges,
Imprimerie militaire Henri Charles-Lavauzelle.

9 782014 079326